This Book Belongs To:

CONTACT INFORMATION	
Name	
Address	
Phone #	
Email	

Dedication

This Keto Recipe Book is dedicated to people on the keto diet who want to preserve their favorite recipes.

You are my inspiration for producing this book and I'm honored to be a part of recipe collection and organization.

How to Use this Book

This Keto Recipe Book will help you by accurately recording, and organizing your information.

Here are examples of information for you to fill in and write the details of your recipe book.

Fill in the following information:

1. Table of Contents - Numbered for each recipe page
2. Recipe Name
3. Servings, Prep time, and Cook time
4. Ingredients
5. Directions
6. Macro Counting - Record carbs, fat, protein, and calories.
7. Notes - Space to write other information regarding the recipe.
8. Numbered Pages - For easy reference back to the table of contents.

Table of Contents

Page #	Recipe Name
1	
2	
3	
4	
5	
6	
7	
8	
9	
10	
11	
12	
13	
14	
15	
16	
17	

Table of Contents

Page #	Recipe Name
18	
19	
20	
21	
22	
23	
24	
25	
26	
27	
28	
29	
30	
31	
32	
33	
34	

Table of Contents

Page #	Recipe Name
35	
36	
37	
38	
39	
40	
41	
42	
43	
44	
45	
46	
47	
48	
49	
50	
51	

Table of Contents

Page #	Recipe Name
52	
53	
54	
55	
56	
57	
58	
59	
60	
61	
62	
63	
64	
65	
66	
67	
68	

Table of Contents

Page #	Recipe Name
69	
70	
71	
72	
73	
74	
75	
76	
77	
78	
79	
80	
81	
82	
83	
84	
85	

Table of Contents

Page #	Recipe Name
86	
87	
88	
89	
90	
91	
92	
93	
94	
95	
96	
97	
98	
99	
100	
101	
102	

Recipe Name

Servings:_____ Prep Time:_____ Cook Time:_____

Ingredients: Directions:
_____   _____
_____   _____
_____   _____
_____   _____
_____   _____
_____   _____
_____   _____
_____   _____
_____   _____
_____   _____
_____   _____
_____   _____
_____   _____
_____   _____
_____   _____
_____   _____
_____   _____
_____   _____
_____   _____
_____   _____
_____   _____
_____   _____
_____   _____

Carbs_____ Fat_____ Protein_____ Calories_____

Notes	
1	

Recipe Name

Servings:_____ Prep Time:_____ Cook Time:_____

Ingredients: Directions:
_____   _____
_____   _____
_____   _____
_____   _____
_____   _____
_____   _____
_____   _____
_____   _____
_____   _____
_____   _____
_____   _____
_____   _____
_____   _____
_____   _____
_____   _____
_____   _____
_____   _____
_____   _____
_____   _____
_____   _____
_____   _____
_____   _____
_____   _____
_____   _____

Carbs_____ Fat_____ Protein_____ Calories_____

Notes

Recipe Name

Servings:_____ Prep Time:_____ Cook Time:_____

Ingredients: Directions:

Carbs_____ Fat_____ Protein_____ Calories_____

Notes

3

Recipe Name

Servings:_____ Prep Time:_____ Cook Time:_____

Ingredients: Directions:

Carbs_____ Fat_____ Protein_____ Calories_____

Notes

4

Recipe Name

Servings:_____ Prep Time:_____ Cook Time:_____

Ingredients: Directions:

Carbs_____ Fat_____ Protein_____ Calories_____

Notes	
5	

Recipe Name

Servings:_____ Prep Time:_____ Cook Time:_____

Ingredients: Directions:

Carbs_____ Fat_____ Protein_____ Calories_____

Notes

Recipe Name

Servings:_____ Prep Time:_____ Cook Time:_____

Ingredients: Directions:

Carbs_____ Fat_____ Protein_____ Calories_____

Notes

7

Recipe Name

Servings:_____ Prep Time:_____ Cook Time:_____

Ingredients: Directions:

Carbs_____ Fat_____ Protein_____ Calories_____

Notes

Recipe Name

Servings:_____ Prep Time:_____ Cook Time:_____

Ingredients: Directions:
_____   _____
_____   _____
_____   _____
_____   _____
_____   _____
_____   _____
_____   _____
_____   _____
_____   _____
_____   _____
_____   _____
_____   _____
_____   _____
_____   _____
_____   _____
_____   _____
_____   _____
_____   _____
_____   _____
_____   _____
_____   _____
_____   _____
_____   _____

Carbs_____ Fat_____ Protein_____ Calories_____

Notes	
9	

Recipe Name

Servings:_____ Prep Time:_____ Cook Time:_____

Ingredients: Directions:

Carbs_____ Fat_____ Protein_____ Calories_____

Notes

Recipe Name

Servings:_____ Prep Time:_____ Cook Time:_____

Ingredients: Directions:
_____   _____
_____   _____
_____   _____
_____   _____
_____   _____
_____   _____
_____   _____
_____   _____
_____   _____
_____   _____
_____   _____
_____   _____
_____   _____
_____   _____
_____   _____
_____   _____
_____   _____
_____   _____
_____   _____
_____   _____
_____   _____
_____   _____
_____   _____
_____   _____
_____   _____

Carbs_____ Fat_____ Protein_____ Calories_____

Notes	
11	

Recipe Name

Servings:_____ Prep Time:_____ Cook Time:_____

Ingredients: Directions:

_____   _____
_____   _____
_____   _____
_____   _____
_____   _____
_____   _____
_____   _____
_____   _____
_____   _____
_____   _____
_____   _____
_____   _____
_____   _____
_____   _____
_____   _____
_____   _____
_____   _____
_____   _____
_____   _____
_____   _____
_____   _____

Carbs_____ Fat_____ Protein_____ Calories_____

Notes

Recipe Name

Servings:_____ Prep Time:_____ Cook Time:_____

Ingredients: Directions:
_____   _____
_____   _____
_____   _____
_____   _____
_____   _____
_____   _____
_____   _____
_____   _____
_____   _____
_____   _____
_____   _____
_____   _____
_____   _____
_____   _____
_____   _____
_____   _____
_____   _____
_____   _____
_____   _____
_____   _____
_____   _____
_____   _____

Carbs_____ Fat_____ Protein_____ Calories_____

Notes	
13	

Recipe Name

Servings:_____ Prep Time:_____ Cook Time:_____

Ingredients: Directions:
_____   _____
_____   _____
_____   _____
_____   _____
_____   _____
_____   _____
_____   _____
_____   _____
_____   _____
_____   _____
_____   _____
_____   _____
_____   _____
_____   _____
_____   _____
_____   _____
_____   _____
_____   _____
_____   _____
_____   _____
_____   _____
_____   _____
_____   _____

Carbs_____ Fat_____ Protein_____ Calories_____

Notes

Recipe Name

Servings:_____ Prep Time:_____ Cook Time:_____

Ingredients: Directions:
_____   _____
_____   _____
_____   _____
_____   _____
_____   _____
_____   _____
_____   _____
_____   _____
_____   _____
_____   _____
_____   _____
_____   _____
_____   _____
_____   _____
_____   _____
_____   _____
_____   _____
_____   _____
_____   _____
_____   _____
_____   _____
_____   _____
_____   _____

Carbs_____ Fat_____ Protein_____ Calories_____

Notes	
15	

Recipe Name

Servings:_____ Prep Time:_____ Cook Time:_____

Ingredients: Directions:

Carbs_____ Fat_____ Protein_____ Calories_____

Notes

Recipe Name

Servings:_____ Prep Time:_____ Cook Time:_____

Ingredients: Directions:

Carbs_____ Fat_____ Protein_____ Calories_____

Notes

17

Recipe Name

Servings:_____ Prep Time:_____ Cook Time:_____

Ingredients: Directions:
_____   _____
_____   _____
_____   _____
_____   _____
_____   _____
_____   _____
_____   _____
_____   _____
_____   _____
_____   _____
_____   _____
_____   _____
_____   _____
_____   _____
_____   _____
_____   _____
_____   _____
_____   _____
_____   _____
_____   _____
_____   _____
_____   _____

Carbs_____ Fat_____ Protein_____ Calories_____

Notes

Recipe Name

Servings:_____ Prep Time:_____ Cook Time:_____

Ingredients: Directions:

Carbs_____ Fat_____ Protein_____ Calories_____

Notes

19

Recipe Name

Servings:_____ Prep Time:_____ Cook Time:_____

Ingredients: Directions:

Carbs_____ Fat_____ Protein_____ Calories_____

Notes

20

Recipe Name

Servings:_____ Prep Time:_____ Cook Time:_____

Ingredients: Directions:

Carbs_____ Fat_____ Protein_____ Calories_____

Notes

21

Recipe Name

Servings:_____ Prep Time:_____ Cook Time:_____

Ingredients: Directions:

_____ _____
_____ _____
_____ _____
_____ _____
_____ _____
_____ _____
_____ _____
_____ _____
_____ _____
_____ _____
_____ _____
_____ _____
_____ _____
_____ _____
_____ _____
_____ _____
_____ _____
_____ _____
_____ _____
_____ _____
_____ _____
_____ _____

Carbs_____ Fat_____ Protein_____ Calories_____

Notes

Recipe Name

Servings:_____ Prep Time:_____ Cook Time:_____

Ingredients: Directions:

Carbs_____ Fat_____ Protein_____ Calories_____

Notes

23

Recipe Name

Servings:_____ Prep Time:_____ Cook Time:_____

Ingredients: Directions:

Carbs_____ Fat_____ Protein_____ Calories_____

Notes

24

Recipe Name

Servings:_____ Prep Time:_____ Cook Time:_____

Ingredients: Directions:

Carbs_____ Fat_____ Protein_____ Calories_____

Notes

25

Recipe Name

Servings:_____ Prep Time:_____ Cook Time:_____

Ingredients: Directions:

Carbs_____ Fat_____ Protein_____ Calories_____

Notes

Recipe Name

Servings:_____ Prep Time:_____ Cook Time:_____

Ingredients: Directions:

Carbs_____ Fat_____ Protein_____ Calories_____

Notes

27

Recipe Name

Servings:_____ Prep Time:_____ Cook Time:_____

Ingredients: Directions:
_____   _____
_____   _____
_____   _____
_____   _____
_____   _____
_____   _____
_____   _____
_____   _____
_____   _____
_____   _____
_____   _____
_____   _____
_____   _____
_____   _____
_____   _____
_____   _____
_____   _____
_____   _____
_____   _____
_____   _____

Carbs_____ **Fat**_____ **Protein**_____ **Calories**_____

Notes

Recipe Name

Servings:_____ Prep Time:_____ Cook Time:_____

Ingredients: Directions:

Carbs_____ Fat_____ Protein_____ Calories_____

Notes

29

Recipe Name

Servings:_____ Prep Time:_____ Cook Time:_____

Ingredients: Directions:

Carbs_____ Fat_____ Protein_____ Calories_____

Notes

30

Recipe Name

Servings:_____ Prep Time:_____ Cook Time:_____

Ingredients: Directions:

Carbs_____ Fat_____ Protein_____ Calories_____

Notes

31

Recipe Name

Servings:_____ Prep Time:_____ Cook Time:_____

Ingredients: Directions:

Carbs_____ Fat_____ Protein_____ Calories_____

Notes

Recipe Name

Servings:_____ Prep Time:_____ Cook Time:_____

Ingredients: Directions:

Carbs_____ Fat_____ Protein_____ Calories_____

Notes

33

Recipe Name

Servings:_____ Prep Time:_____ Cook Time:_____

Ingredients:　　　　　　　Directions:

_____　　_____
_____　　_____
_____　　_____
_____　　_____
_____　　_____
_____　　_____
_____　　_____
_____　　_____
_____　　_____
_____　　_____
_____　　_____
_____　　_____
_____　　_____
_____　　_____
_____　　_____
_____　　_____
_____　　_____
_____　　_____
_____　　_____
_____　　_____
_____　　_____
_____　　_____
_____　　_____
_____　　_____

Carbs_____ Fat_____ Protein_____ Calories_____

Notes

Recipe Name

Servings:_____ Prep Time:_____ Cook Time:_____

Ingredients: Directions:

Carbs_____ Fat_____ Protein_____ Calories_____

Notes

35

Recipe Name

Servings:_____ Prep Time:_____ Cook Time:_____

Ingredients: Directions:

Carbs_____ Fat_____ Protein_____ Calories_____

Notes

Recipe Name

Servings:_____ Prep Time:_____ Cook Time:_____

Ingredients: Directions:

Carbs_____ Fat_____ Protein_____ Calories_____

Notes

37

Recipe Name

Servings:_____ Prep Time:_____ Cook Time:_____

Ingredients: Directions:
_____   _____
_____   _____
_____   _____
_____   _____
_____   _____
_____   _____
_____   _____
_____   _____
_____   _____
_____   _____
_____   _____
_____   _____
_____   _____
_____   _____
_____   _____
_____   _____
_____   _____
_____   _____
_____   _____
_____   _____
_____   _____
_____   _____

Carbs_____ Fat_____ Protein_____ Calories_____

Notes

Recipe Name

Servings:_____ Prep Time:_____ Cook Time:_____

Ingredients: Directions:

_____ _____
_____ _____
_____ _____
_____ _____
_____ _____
_____ _____
_____ _____
_____ _____
_____ _____
_____ _____
_____ _____
_____ _____
_____ _____
_____ _____
_____ _____
_____ _____
_____ _____
_____ _____
_____ _____
_____ _____
_____ _____

Carbs_____ Fat_____ Protein_____ Calories_____

Notes

Recipe Name

Servings:_____ Prep Time:_____ Cook Time:_____

Ingredients: Directions:

Carbs_____ Fat_____ Protein_____ Calories_____

Notes

40

Recipe Name

Servings:_____ Prep Time:_____ Cook Time:_____

Ingredients: Directions:

Recipe Name

Servings:_____ Prep Time:_____ Cook Time:_____

Ingredients: Directions:

Carbs_____ Fat_____ Protein_____ Calories_____

Notes

42

Recipe Name

Servings:_____ Prep Time:_____ Cook Time:_____

Ingredients: Directions:

Carbs_____ Fat_____ Protein_____ Calories_____

Notes

Recipe Name

Servings:_____ Prep Time:_____ Cook Time:_____

Ingredients: Directions:
_____   _____
_____   _____
_____   _____
_____   _____
_____   _____
_____   _____
_____   _____
_____   _____
_____   _____
_____   _____
_____   _____
_____   _____
_____   _____
_____   _____
_____   _____
_____   _____
_____   _____
_____   _____
_____   _____
_____   _____
_____   _____
_____   _____
_____   _____
_____   _____

Carbs_____ **Fat**_____ **Protein**_____ **Calories**_____

Notes

Recipe Name

Servings:_____ Prep Time:_____ Cook Time:_____

Ingredients: Directions:

Carbs_____ Fat_____ Protein_____ Calories_____

Notes

45

Recipe Name

Servings:_____ Prep Time:_____ Cook Time:_____

Ingredients: Directions:

Carbs_____ Fat_____ Protein_____ Calories_____

Notes

Recipe Name

Servings:_____ Prep Time:_____ Cook Time:_____

Ingredients: Directions:

Carbs_____ Fat_____ Protein_____ Calories_____

Notes

47

Recipe Name

Servings:_____ Prep Time:_____ Cook Time:_____

Ingredients: Directions:

_____   _____
_____   _____
_____   _____
_____   _____
_____   _____
_____   _____
_____   _____
_____   _____
_____   _____
_____   _____
_____   _____
_____   _____
_____   _____
_____   _____
_____   _____
_____   _____
_____   _____
_____   _____
_____   _____
_____   _____
_____   _____

Carbs_____ Fat_____ Protein_____ Calories_____

Notes

Recipe Name

Servings:_____ Prep Time:_____ Cook Time:_____

Ingredients: Directions:

Carbs_____ Fat_____ Protein_____ Calories_____

Notes

49

Recipe Name

Servings:_____ Prep Time:_____ Cook Time:_____

Ingredients: Directions:

Carbs_____ Fat_____ Protein_____ Calories_____

Notes

50

Recipe Name

Servings:_____ Prep Time:_____ Cook Time:_____

Ingredients: Directions:

Carbs_____ Fat_____ Protein_____ Calories_____

Notes

51

Recipe Name

Servings:_____ Prep Time:_____ Cook Time:_____

Ingredients: Directions:

Carbs_____ Fat_____ Protein_____ Calories_____

Notes

Recipe Name

Servings:_____ Prep Time:_____ Cook Time:_____

Ingredients: Directions:

Carbs_____ Fat_____ Protein_____ Calories_____

Notes

53

Recipe Name

Servings:_____ Prep Time:_____ Cook Time:_____

Ingredients: Directions:

Carbs_____ Fat_____ Protein_____ Calories_____

Notes

Recipe Name

Servings:_____ Prep Time:_____ Cook Time:_____

Ingredients: Directions:

Carbs_____ Fat_____ Protein_____ Calories_____

Notes

55

Recipe Name

Servings:_____ Prep Time:_____ Cook Time:_____

Ingredients: Directions:

Carbs_____ Fat_____ Protein_____ Calories_____

Notes

Recipe Name

Servings:_____ Prep Time:_____ Cook Time:_____

Ingredients: Directions:

Carbs_____ Fat_____ Protein_____ Calories_____

Notes

57

Recipe Name

Servings:_____ Prep Time:_____ Cook Time:_____

Ingredients: Directions:

Carbs_____ Fat_____ Protein_____ Calories_____

Notes

Recipe Name

Servings:_____ Prep Time:_____ Cook Time:_____

Ingredients: Directions:

Carbs_____ Fat_____ Protein_____ Calories_____

Notes

59

Recipe Name

Servings:_____ Prep Time:_____ Cook Time:_____

Ingredients: Directions:

Carbs_____ Fat_____ Protein_____ Calories_____

Notes

60

Recipe Name

Servings:_____ Prep Time:_____ Cook Time:_____

Ingredients: Directions:

Carbs_____ Fat_____ Protein_____ Calories_____

Notes

Recipe Name

Servings:_____ Prep Time:_____ Cook Time:_____

Ingredients: Directions:

Carbs_____ Fat_____ Protein_____ Calories_____

Notes

Recipe Name

Servings:_____ Prep Time:_____ Cook Time:_____

Ingredients:

Directions:

Carbs_____ Fat_____ Protein_____ Calories_____

Notes

63

Recipe Name

Servings:_____ Prep Time:_____ Cook Time:_____

Ingredients: Directions:

Carbs_____ Fat_____ Protein_____ Calories_____

Notes

Recipe Name

Servings:_____ Prep Time:_____ Cook Time:_____

Ingredients: Directions:

Carbs_____ Fat_____ Protein_____ Calories_____

Notes

65

Recipe Name

Servings:_____ Prep Time:_____ Cook Time:_____

Ingredients:　　　　　　　　　Directions:

Carbs_____ Fat_____ Protein_____ Calories_____

Notes

Recipe Name

Servings:_____ Prep Time:_____ Cook Time:_____

Ingredients:
_____
_____
_____
_____
_____
_____
_____
_____
_____
_____
_____
_____
_____
_____
_____
_____
_____
_____
_____
_____
_____
_____
_____
_____

Directions:
_____
_____
_____
_____
_____
_____
_____
_____
_____
_____
_____
_____
_____
_____
_____
_____
_____
_____
_____
_____
_____
_____
_____
_____

Carbs_____ Fat_____ Protein_____ Calories_____

Notes

Recipe Name

Servings:_____ Prep Time:_____ Cook Time:_____

Ingredients: Directions:

Carbs_____ Fat_____ Protein_____ Calories_____

Notes

Recipe Name

Servings:_____ Prep Time:_____ Cook Time:_____

Ingredients: Directions:

Carbs_____ Fat_____ Protein_____ Calories_____

Notes	
69	

Recipe Name

Servings:_____ Prep Time:_____ Cook Time:_____

Ingredients:					Directions:
_____		_____
_____		_____
_____		_____
_____		_____
_____		_____
_____		_____
_____		_____
_____		_____
_____		_____
_____		_____
_____		_____
_____		_____
_____		_____
_____		_____
_____		_____
_____		_____
_____		_____
_____		_____
_____		_____
_____		_____
_____		_____

Carbs_____ Fat_____ Protein_____ Calories_____

Notes

70

Recipe Name

Servings:_____ Prep Time:_____ Cook Time:_____

Ingredients: Directions:

Carbs_____ Fat_____ Protein_____ Calories_____

Notes

71

Recipe Name

Servings:_____ Prep Time:_____ Cook Time:_____

Ingredients: Directions:

Carbs_____ Fat_____ Protein_____ Calories_____

Notes

72

Recipe Name

Servings:_____ Prep Time:_____ Cook Time:_____

Ingredients: Directions:

Carbs_____ Fat_____ Protein_____ Calories_____

Notes	
73	

Recipe Name

Servings:_____ Prep Time:_____ Cook Time:_____

Ingredients: Directions:

Carbs_____ Fat_____ Protein_____ Calories_____

Notes

Recipe Name

Servings:_____ Prep Time:_____ Cook Time:_____

Ingredients: Directions:

Carbs_____ Fat_____ Protein_____ Calories_____

Notes

75

Recipe Name

Servings:_____ Prep Time:_____ Cook Time:_____

Ingredients: Directions:
_____   _____
_____   _____
_____   _____
_____   _____
_____   _____
_____   _____
_____   _____
_____   _____
_____   _____
_____   _____
_____   _____
_____   _____
_____   _____
_____   _____
_____   _____
_____   _____
_____   _____
_____   _____
_____   _____
_____   _____
_____   _____
_____   _____

Carbs_____ **Fat**_____ **Protein**_____ **Calories**_____

Notes

Recipe Name

Servings:_____ Prep Time:_____ Cook Time:_____

Ingredients: Directions:

Carbs_____ Fat_____ Protein_____ Calories_____

Notes

Recipe Name

Servings:_____ Prep Time:_____ Cook Time:_____

Ingredients: Directions:

Carbs_____ Fat_____ Protein_____ Calories_____

Notes

Recipe Name

Servings:_____ Prep Time:_____ Cook Time:_____

Ingredients: Directions:
_____   _____
_____   _____
_____   _____
_____   _____
_____   _____
_____   _____
_____   _____
_____   _____
_____   _____
_____   _____
_____   _____
_____   _____
_____   _____
_____   _____
_____   _____
_____   _____
_____   _____
_____   _____
_____   _____
_____   _____
_____   _____
_____   _____

Carbs_____ Fat_____ Protein_____ Calories_____

Notes	
79	

Recipe Name

Servings:_____ Prep Time:_____ Cook Time:_____

Ingredients: Directions:

Carbs_____ Fat_____ Protein_____ Calories_____

Notes

80

Recipe Name

Servings:_____ Prep Time:_____ Cook Time:_____

Ingredients: Directions:

Carbs_____ Fat_____ Protein_____ Calories_____

Notes	

Recipe Name

Servings:_____ Prep Time:_____ Cook Time:_____

Ingredients: Directions:

Carbs_____ Fat_____ Protein_____ Calories_____

Notes

Recipe Name

Servings:_____ Prep Time:_____ Cook Time:_____

Ingredients: Directions:

Carbs_____ Fat_____ Protein_____ Calories_____

Notes

83

Recipe Name

Servings:_____ Prep Time:_____ Cook Time:_____

Ingredients: Directions:

Carbs_____ Fat_____ Protein_____ Calories_____

Notes

Recipe Name

Servings:_____ Prep Time:_____ Cook Time:_____

Ingredients: Directions:

Carbs_____   Fat_____   Protein_____   Calories_____

Notes

85

Recipe Name

Servings:_____ Prep Time:_____ Cook Time:_____

Ingredients: Directions:

Carbs_____ Fat_____ Protein_____ Calories_____

Notes

Recipe Name

Servings:_____ Prep Time:_____ Cook Time:_____

Ingredients: Directions:

Carbs_____ Fat_____ Protein_____ Calories_____

Notes

87

Recipe Name

Servings:_____ Prep Time:_____ Cook Time:_____

Ingredients: Directions:

Carbs_____ Fat_____ Protein_____ Calories_____

Notes

Recipe Name

Servings:_____ Prep Time:_____ Cook Time:_____

Ingredients: Directions:

Carbs_____ Fat_____ Protein_____ Calories_____

Notes

89

Recipe Name

Servings:_____ Prep Time:_____ Cook Time:_____

Ingredients: Directions:

Carbs_____ Fat_____ Protein_____ Calories_____

Notes

90

Recipe Name

Servings:_____ Prep Time:_____ Cook Time:_____

Ingredients: Directions:

Carbs_____ Fat_____ Protein_____ Calories_____

Notes

91

Recipe Name

Servings:_____ Prep Time:_____ Cook Time:_____

Ingredients: Directions:

Carbs_____ Fat_____ Protein_____ Calories_____

Notes

Recipe Name

Servings:_____ Prep Time:_____ Cook Time:_____

Ingredients:

Directions:

Carbs_____ Fat_____ Protein_____ Calories_____

Notes

Recipe Name

Servings:_____ Prep Time:_____ Cook Time:_____

Ingredients:

Directions:

Carbs_____ Fat_____ Protein_____ Calories_____

Notes

Recipe Name

Servings:_____ Prep Time:_____ Cook Time:_____

Ingredients: Directions:

Carbs_____ Fat_____ Protein_____ Calories_____

Notes

Recipe Name

Servings:_____ Prep Time:_____ Cook Time:_____

Ingredients: Directions:

Carbs_____ Fat_____ Protein_____ Calories_____

Notes

Recipe Name

Servings:_____ Prep Time:_____ Cook Time:_____

Ingredients: Directions:

Carbs_____ Fat_____ Protein_____ Calories_____

Notes

Recipe Name

Servings:_____ Prep Time:_____ Cook Time:_____

Ingredients: Directions:

Carbs_____ Fat_____ Protein_____ Calories_____

Notes

Recipe Name

Servings:_____ Prep Time:_____ Cook Time:_____

Ingredients: Directions:

Carbs_____ Fat_____ Protein_____ Calories_____

Notes

99

Recipe Name

Servings:_____ Prep Time:_____ Cook Time:_____

Ingredients: Directions:

Carbs_____ Fat_____ Protein_____ Calories_____

Notes

100

Recipe Name

Servings:_____ Prep Time:_____ Cook Time:_____

Ingredients: Directions:

Carbs_____ Fat_____ Protein_____ Calories_____

Notes

101

Recipe Name

Servings:_____ Prep Time:_____ Cook Time:_____

Ingredients: Directions:

Carbs_____ Fat_____ Protein_____ Calories_____

Notes

www.ingramcontent.com/pod-product-compliance
Lightning Source LLC
Chambersburg PA
CBHW081311070526
44578CB00006B/832